L'HOMŒOPATHIE

JUGÉE PAR ELLE-MÊME

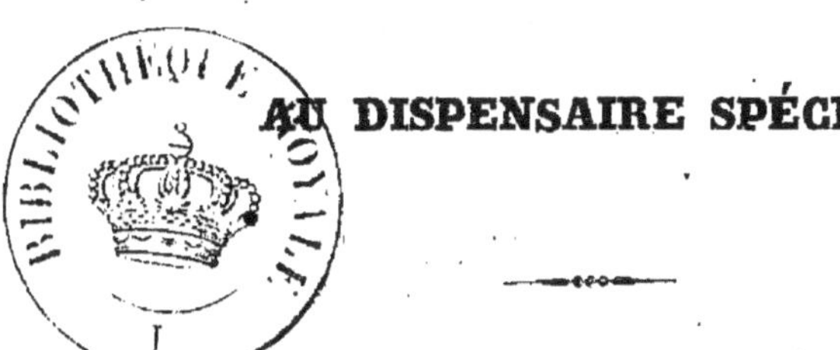

AU DISPENSAIRE SPÉCIAL.

> Les hommes qui font métier de tromper, composent l'ordre le plus élevé de la qualité d'obscurité.
>
> (*Lois de* Manou, liv. 12.)

Quel autre système que celui d'Hahnemann, fut, à son début, plus entouré d'attrait, de prestige, et d'honneurs? En voyant ces premiers et merveilleux triomphes de l'Homœopathie, n'eût-on pas dit que la dernière heure de la médecine d'observation avait déjà sonné? Aujourd'hui, humiliée sans doute par le ridicule et le néant de sa doctrine, plus encore que par les nombreuses condamnations scientifiques qu'elle a essuyées, l'Homœopathie cherche à remuer de nouveau les médecins restés fidèles aux doctrines hippocratiques? Ces efforts incessants et multipliés pour accroître le nombre des adeptes, cet art merveilleux de se substituer à la vraie médecine, partout où de pauvres malades usés par la souffrance et le désespoir, ont assez de confiance pour se livrer à elle, ne feraient-ils pas croire que la doctrine d'Hahnemann repose sur des principes fixes, et des bases certaines et qu'elle peut lutter de force et de puissance avec la science d'Hippocrate, science que l'Homœopathie s'efforce d'obscurcir, mais qu'il lui est, en définitive, impossible de discerner au milieu de ce labyrinthe d'erreurs dans lequel elle s'enferme chaque jour.

Nous ne ferons cependant pas à l'Homœopathie l'honneur d'avoir voulu anéantir l'ancienne médecine. Qu'on le sache bien, la médecine hippocratique est une lime qui a déjà usé les dents de bien des serpents *à tête folle*; depuis son fondateur jusqu'à nos jours elle a été en butte à bien des attaques, elle a soutenu bien des combats, et son front couvert de cicatrices, brille encore de tout l'éclat, de toute la verdeur de la jeunesse.

Mais, en médecine comme dans toutes les sciences, nul n'a droit de s'inscrire en faux contre des faits, quelque extraordinaires qu'ils paraissent, ni de les rejeter sans examen et sans preuves; aussi avons-nous entrepris de constater par des preuves certaines, les expériences homœopathiques, afin de montrer aux hommes qu'une erreur a pu tromper, qu'une médication bizarre a pu séduire, tout le néant du système, tout le ridicule de la pharmacopée infinitésimale.

Cicéron a dit qu'il n'y avait point de chose absurde qui n'eût été mise en avant par un philosophe; on peut en dire autant de la médecine. L'Homœopathie, entre autres, ne s'élève-t-elle pas contre toutes les règles connues de la logique médicale? Objectera-t-on à cela, qu'une découverte nouvelle heurte nécessairement les règles de la science? Erreur. Il est vrai que Galilée a observé et conclu mieux que ses prédécesseurs; que Lavoisier a changé la face de la chimie, Harvey celle de la physiologie; mais aucun d'eux n'est allé contre les règles universelles de l'observation: observant mieux, ils ont mieux fait que leurs devanciers, voilà tout. Si elle était vraie, l'Homœopathie renverserait au contraire les bases de l'observation même, le bon sens universel, en proclamant, par exemple, que l'infiniment petit est plus puissant que l'infiniment grand. Telle est, en majeure partie, la clé de tout le système d'Hahnemann. « En broyant » pendant une heure, dit l'*Organon* d'Hahnemann, un grain » d'or, avec cent grains de sucre de lait en poudre, il » résulte une préparation qui a déjà beaucoup de vertus » médicinales; qu'on prenne un grain de cette première » préparation, qu'on le broie encore pendant une heure » avec cent grains de sucre de lait, et que l'on continue » d'agir ainsi jusqu'à ce que chaque grain de la dernière » préparation contienne un quadrillionième de grain d'or, » on aura alors un médicament dans lequel la vertu médi» cinale de l'or sera tellement développée, qu'il suffira » d'en prendre un grain, de le renfermer dans un flacon, » et de le faire respirer quelques instants à un mélanco» lique chez lequel le dégoût de la vie est poussé jusqu'au » point de conduire au suicide, pour qu'une heure après » ce malheureux soit délivré de son mauvais démon et » ait repris le désir de l'existence.... »

Une conséquence naturelle de cette division extrême des médicaments, et qui étonnera tous les hommes sensés, c'est que, comme l'a très bien démontré M. de Boret, toutes les eaux contenues dans les mers qui existent à la surface de la terre ne suffiraient pas pour obtenir les médicaments préparés d'après la méthode homœopathique. — Pour en donner une idée, voici un exemple : délayez, d'après le mode homœopathique, une goutte de suc de cerfeuil dans vingt-cinq litres d'esprit-de-vin; eh bien, tout cet esprit-de-vin sera de la teinture de cerfeuil, à la troisième dilution, et chaque goutte de ce liquide sera un médicament beaucoup trop puissant pour un médicament ordinaire. Pour vous faire connaître la masse énorme d'alcool qu'il faudrait pour amener cette goutte de cerfeuil à la dix-septième dilution, il faudrait vous représenter une sphère dont le diamètre égalerait soixante fois celui de la terre, c'est-à-dire dont le centre serait au centre de notre globe, et dont un point de la circonférence se trouverait vers la lune. Cette sphère aurait environ cent quatre-vingt-dix mille lieues de diamètre, et cependant tout l'alcool qu'elle pourrait renfermer suffirait à peine pour élever une goutte de suc de cerfeuil à la dix-septième dilution (1).

C'est à cause de cette impossibilité d'amener un grain entier de médicament à une haute dilution, que les médecins des *infiniment petits* ont adopté la manière de faire passer les cent grains d'une première dilution à la deuxième, en ne prenant que la centième partie de cette dilution. Ainsi de suite pour toutes les autres.

---

(1) La distance de la lune à la terre, est d'environ soixante rayons terrestres ou soixante fois seize cents lieues, c'est-à-dire quatre-vingt seize mille lieues. Ainsi, le diamètre de la sphère dont je parle serait à peu près de cent quatre vingt-douze mille lieues.

L'Homœopathie est tout entière dans la découverte et dans l'application des agents pharmacologiques ; elle se fonde sur cette grande maxime: *Similia similibus sanantur*, et n'admet d'autre théorie que celle qui identifie les unes avec les autres, et assimile entr'elles les propriétés des médicaments et les diverses causes des maladies. Dédaignant toutes les lois les mieux connues, aussi bien que les spéculations hasardées de la physiologie, spécialisant et individualisant tous les faits pathologiques, comme autant d'actes indépendants, l'Homœopathie admet autant de spécifiques qu'elle reconnaît de symptômes maladifs, autant de propriétés cachées dans les médicaments, que de causes occultes ou obscures des maladies, et elle n'emploie les agents thérapeutiques qu'après les avoir expérimentés sur l'homme sain.

C'est ici le moment, il nous semble, d'examiner avec détail les conditions qu'Hahnemann réclame de l'homme sain pour obtenir les effets primitifs des médicaments. « Lorsqu'il s'agit de connaître les propriétés des sub- » stances les plus faibles, dit Hahnemann, on ne peut choi- » sir, pour sujets d'expérience, que des personnes » exemptes de maladies, il est vrai, mais douées cepen- » dant d'une constitution *délicate*, *irritable et sensible*. »

Mais est-ce donc un être en parfaite santé, comme semble le demander le père de l'Homœopathie, qu'un homme *irritable* et à constitution *délicate* ? Nous ignorons ce que les homœopathes entendent par les mots *délicat*, *irritable*, *sensible*, mais ces définitions emportent ordinairement pour nous, l'idée d'un homme qui n'est pas doué d'une santé parfaite, qui ne jouit pas de tous les avantages d'une bonne et parfaite organisation. Quelle croyance peut-on ajouter alors aux symptômes qui pourront se manifester dans de pareilles conditions? Est-ce que chez un être organisé de cette sorte, l'attention morale que vous exigez de lui ne suffit pas pour déterminer des sensations intérieures tout-à-fait insolites, et qu'il mettra sur le compte des médicaments dont vous voulez observer les effets ?

Ainsi, lorsque MM. Trousseau et Gouraud, tentèrent en 1834, l'essai des médicaments homœopathiques, ils déterminèrent des symptômes extraordinaires chez des malades auxquels ils faisaient prendre des pilules d'amidon. C'est ainsi qu'ayant nous-même donné à un maniaque quatre décigrammes de sucre en poudre délayé dans une cuillerée d'eau, nous avons déterminé chez lui une diarrhée, que nous avons fait cesser par le même moyen, en changeant toutefois le mode d'administration.

Il semble aussi que l'Homœopathie ait oublié la différence immense qui existe entre les effets que produit le même médicament donné à l'état de santé ou de maladie. Ainsi, tous les biographes disent que l'idée de convertir en doctrine cette maxime : *Similia similibus curantur*, fut suggérée à Hahnemann parce qu'ayant ingéré un soir, une grande quantité d'une forte décoction de quinquina, il eut un accès de fièvre. Il nous a semblé qu'il était urgent de vérifier si le fait annoncé par Hahnemann était vrai. Voici l'expérience que nous avons tentée sur nous-même.

Le 15 juin 1843, nous avons fait préparer une décoction de quinquina rouge, ainsi formulée.

Quinquina rouge concassé, 60 gram.
Eau, 320 gram.
F. S. A.

Le 16, à six heures du matin, étant au lit, nous bûmes à plusieurs reprises toute la décoction. A six heures et demie, nous ressentîmes un état de plénitude vers la région épigastrique, un malaise général, puis un sentiment de froid; à sept heures, des bourdonnements d'oreilles; la face était pâle, et bientôt des envies de vomir se manifestèrent; il nous fut impossible de les surmonter. A sept heures et demie, nous nous trouvâmes soulagé de la fatigue que nous venions d'éprouver; le visage était couvert de sueur, la tête était pesante, les bourdonnements d'oreille étaient moindres; nous éprouvions le besoin de repos; à neuf heures, nous avions la bouche pâteuse et éprouvions encore du malaise; cependant nous nous décidâmes à sortir, pensant que le grand air pourrait nous être d'un puissant secours pour dissiper l'état particulier dans lequel nous nous trouvions; à midi nous déjeunâmes, mais sans appétit; les occupations de la journée firent que le soir il ne restait plus rien de l'état du matin.

D'après le fait que nous venons de rapporter, nous savons très-bien que nous ne sommes pas en droit de conclure contre les expériences d'Hahnemann; car Hahnemann dit positivement qu'il a eu un accès de fièvre. (Toutefois, l'histoire ne mentionne pas s'il a pu digérer la décoction de quinquina.) A défaut d'expérience concluante, nous avons dû rechercher les faits rapportés par d'autres expérimentateurs, pour examiner si les expériences rapportées par l'auteur de l'Homœopathie étaient autre chose que les résultats d'une forte indigestion. On verra que tout se réunit pour confirmer cette dernière opinion.

Voici comment Giacomini rend compte des expériences qu'il a faites : « J'ai pris, dit-il, pendant les hivers de 1826 et 1829, des doses répétées de sulfate de quinine ; une nuit, jusqu'à dix heures du lendemain, c'est-à-dire dans l'espace de dix heures, j'avais pris petit à petit jusqu'à *quatre grammes et demi de sulfate de quinine.* Le pouls qui, avant l'expérience, donnait 64, ne s'abaissa que de 8 à 9 pulsations, mais il devint faible ; j'ai été pris de sommeil plus tôt que d'ordinaire ; j'ai beaucoup transpiré pendant toute la nuit, bien que ce fut en hiver ; je me suis éveillé sans vigueur, abattu, sourd, et avec la tête lourde ; en sortant du lit, j'ai été pris de vertiges et je marchais péniblement. Cet état d'abattement et de souffrance dura jusqu'au moment du dîner, après lequel la perte de l'ouïe, et le malaise général cessèrent; mais la faiblesse persista jusqu'au lendemain. — Eh! bien y a-t-il là quelque chose qui ressemble à un accès de fièvre intermittente? Y a-t-il production des trois stades qui caractérisent cette dernière? »

L'Homœopathie, disent les partisans d'Hahnemann, n'admet aucune classification, ni aucune dénomination de maladies; la seule distinction que cette doctrine conserve, est celle des maladies aiguës et chroniques. Ces dernières, excepté la syphilis et la sycose, qui n'en est qu'une variété, ont toutes pour cause commune un principe ou miasme psorique (gâle) seule vraie cause fondamentale et productive de toutes les formes morbides, qui cause d'après l'Organon d'Hahnemann, *la faiblesse nerveuse*, *l'hystérie*, *l'hypocondrie*, *la manie*, *la mélancolie*, *la démence*, *la fureur*, *l'épilepsie*, *les spasmes de toute espèce*, *le ramollissement des os*, *la carie*, *le cancer*, *la goutte*, *les hémorrhoïdes*, *la jaunisse*, *la cataracte*, etc., etc., etc.; et c'est le passage de ce miasme à travers des milliers d'organismes, dans la succession des générations, qui explique toutes les variétés de formes des maladies chroniques......

Comment admettre un semblable raisonnement!.... La gâle et la syphilis seraient presque les uniques causes de toutes les maladies qui viennent affliger l'espèce humaine, alors qu'il paraît à peu près historiquement prouvé, que la syphilis est une maladie qui ne date que de quelques siècles; alors qu'il est mathématiquement démontré que la gâle n'est pas une maladie, mais l'effet d'un contact qui a introduit à la surface de la peau, *un insecte* qui s'y propage d'une manière excessivement rapide!.....

Admettons un instant la cause unique, que l'Homœopathie donne à la source de toutes nos maladies. Comment concevoir encore que cette cause puisse se propager à l'infini par la succession des générations; lorsque la physiologie nous apprend qu'il suffit de deux générations pour ne plus retrouver le type de la première?..... Si, comme l'indique la médecine homœopathique, l'homme en naissant apporte avec lui une des trois maladies que vous regardez comme cause de toutes les autres, comment expliquer ce passage de l'*Organon*: « On ne saurait » concevoir ni prouver par aucune expérience au monde, » qu'après la guérison de tous les symptômes de la » maladie et de tout l'ensemble, de tous les accidents » perceptibles, il reste ou puisse rester autre chose que » la santé, et que le changement morbide qui s'était » opéré dans l'intérieur du corps, *n'ait point été anéanti.* »

Les enfants nés de parents ramenés à l'état de santé, suivant votre expression, ne devraient donc jamais avoir de maladies chroniques, puisque la cause qui produit ces maladies fera défaut; — et cependant nous voyons malheureusement chaque jour le contraire.

Nous reconnaîtrons volontiers avec Hahnemann, l'erreur et l'ignorantisme dont certains médecins font preuve, en administrant l'opium pour dissiper les douleurs de toute espèce; en ordonnant la même drogue contre la diarrhée, l'insomnie; les purgatifs contre la constipation; la teinture de cantharides contre la faiblesse de la vessie; mais quel homme de science s'oubliera jamais à ce point? Il remontera à la source de la cause qui a fait naître les symptômes maladifs, et s'appliquera à la faire disparaître.

Il y a peu de gens dans le temps où nous vivons, qui puissent dire comme Fr. Hoffmann; « Pour moi je puis » attester avec une parfaite sincérité, que depuis plus de » cinquante ans que mes soins sont avantageux à une » infinité de malades, je me suis toujours scrupuleuse- » ment abstenu de tous les remèdes violents, soit éva- » cuants, calmants et altérants, tant dans les maladies » aiguës que dans les chroniques, tant dans les sujets » faibles que vigoureux, et que j'ai eu le bonheur de » réussir avec les secours de Dieu, sans employer jamais » que les plus doux, les plus sûrs et ceux dont une longue » expérience avait constaté les bons effets, ce qui a réelle- » ment demandé de la patience et le secours du temps. » J'ajoute avec la même franchise que cette pratique douce « et sûre a guéri parfaitement un nombre infini de scor-

» butiques, d'hydropiques, de fièvres intermittentes,
» opiniâtres, etc. »

Fr. Hoffmann poussait la chose plus loin que nous ne le voudrions faire. Non, il n'est pas possible qu'un si grand nombre de substances douées de vertus si actives, soient mises à notre portée en pure perte. N'est-ce rien que d'empêcher les malades de perdre leur temps et leur patience? Et s'il est vrai qu'avec le temps et la patience, la guérison se fait, *il n'est pas moins vrai qu'avec le temps et la patience, bien souvent les lésions organiques arrivent*!...

En résumé, nous ne reconnaissons pour vrais, dans le traitement curatif.

1° Que le régime imposé aux malades, bien que l'application du régime soit essentiellement vicieuse, puisqu'il est le même pour tous les malades et toutes les maladies;

2° L'influence immense qu'a le médecin sur son malade;

Après cela, la pharmacologie homœopathique, n'est plus qu'un outrage fait au sens commun.

A la suite de l'examen rapide de ces quelques points de doctrine, il nous a semblé nécessaire, pour donner plus de créance à notre critique, de faire connaître l'état statistique des malades soumis à la médecine des semblables (1), ainsi qu'un certain nombre d'observations.

---

(1) Tous les malades soumis au traitement homœopathique ont été soignés par un médecin homœopathe, les observations rédigées sous sa dictée, les prescriptions inscrites chaque jour par *lui-même*.

STATISTIQUE

des malades soumis au traitement homœopathique.

—

4 malades sont restés sous l'influence de ce traitement		pendant 55 jours.
1	id.	pendant 33 jours.
4	id.	pendant 21 jours.
2	id.	pendant 11 jours.
3	id.	pendant 44 jours.
2	id.	pendant 34 jours.
2	id.	pendant 14 jours.
1	id.	pendant 7 jours.
5	id.	pendant 18 jours.
24		

De ces 24 malades :

4 ont abandonné le traitement parce qu'ils le trouvaient trop long ;

3 ne s'étant pas représentés on n'a pu constater leur état ;

17 restaient en traitement.

24

Il n'y a point eu de guérisons.

SYMPTÔMES QU'ONT PRÉSENTÉS LES MALADES.

Uréthrites simples,	6
Id. et chancres,	3
Chancres simples,	3
Id. et phymosis,	2
Balanites,	2
Id. et bubon,	1
Syphilides,	2
Bubons,	2
Fissures,	1
Végétations à l'anus,	1
Tubercules muqueux,	1
	24

—

OBSERVATION

N° 1.

URÉTHRITE,

Traitement homœopathique pendant 7 jours.

—

G., âgé de 26 ans, perruquier, tempér. lymphatico-sanguin, a eu deux infections vénériennes, il y a trois ans (chancres et uréthrites). A une uréthrite depuis deux jours, — point de traitement.

Symptômes. Ecoulement abondant verdâtre, douleurs peu vives, méat urinaire peu enflammé.

18 avril. — On prescrit au malade le régime homœopathique, qui consiste à ne point manger de viandes de haut goût, à éviter toutes les boissons fermentées, à boire de l'eau en mangeant et quelques verrées hors des repas.— Prescrip.: quatre doses de mer. sol. $\frac{3}{12}$, en prendre une chaque jour.

25 avril. — Moins d'écoulement, peu de douleurs en urinant, et pendant les érections; amélioration sensible. Prescrip.: sacch. album (1), pour prendre demain.

27 avril. — Même état, *orchite* depuis hier; le malade ne veut plus prendre de *petits paquets*, il prétend que cela ne lui fait rien et demande qu'on le soigne comme on a fait pour un de ses camarades. En conséquence, nous prescrivons inject. avec nit. d'argent, p. de copahu à prendre par cuillerées, l'usage d'un suspensoir, et pour boisson un litre d'eau dans la journée.

6 mai. — Peu d'écoulement, orchite à peu près dans le même état; le malade a été obligé de quitter la ville, et n'a pas pris de copahu. Prescrip.: p. copahu, inj. nit. d'argent.

11 mai. — Plus d'écoulement, orchite presque disparu; cependant il y a encore de la dureté. Prescrip.: frict. mercurielle.

16 mai. — L'épidydime est moins dur et a diminué de volume. Prescrip : frict. mer.

23 mai. — Il n'y a plus rien, le malade sort.

---

(1) Qu'on trouvera souvent désigné par ce seul signe : O.

OBSERVATION

N° 2.

URÉTHRITE.

Traitement homœopathique pendant 33 jours.

—

B., âgé de 21 ans, chapelier, a eu des chancres, il y a un an ; il fut guéri par un traitement mercuriel; a une uréthrite depuis trois semaines.

Symptômes. — Douleurs peu vives, écoulement peu abondant, peu d'inflammation.

20 avril — Prescrip. : ré. homœopathique, mer. sol. $\frac{4}{12}$, à prendre en quatre jours.

25 avril. — Même état, écoulement un peu diminué. Prescrip.: 0.

27 avril. — Moins d'écoulement, plus d'inflammation. Prescrip. : mer. sol. $\frac{3}{12}$ dans quatre cuillerées d'eau, deux par jour (*pour river le clou*).

2 mai. — Écoulement peu abondant, légères douleurs en urinant, et en érection. Prescrip. : 0.

6 mai. — Écoulement peu abondant, plus de douleurs ni de chaleurs en urinant. Prescrip.: cannab. $\frac{3}{12}$ dans six cuillerées d'eau, deux par jour.

11 mai. — Mieux : cannab. $\frac{5}{30}$ dans six cuillerées d'eau, deux par jour.

16 mai. — Presque point d'écoulement ; du reste, même état : copaivœ, bal. $\frac{3}{15}$ dans six cuillerées d'eau, deux par jour.

23 mai. — Même état, il a fait ce matin des injections avec ext. de saturne, on le renvoie comme ayant dépassé les ordres qui lui avaient été donnés.

Appréciation. A dater du jour où la maladie a paru, jusqu'au moment où le malade a été renvoyé, il s'est passé cinquante-quatre jours, l'uréthrite a duré près de deux mois sans obtenir de guérison ; où sont donc les moyens si puissants que l'Homœopathie a à son service, pour ne pas pouvoir guérir une maladie, qu'au dispensaire on *guérit radicalement* dans un espace de temps bien moins long. Il faut donc constater son impuissance absolue!....

OBSERVATION

N° 3.

URÉTHRITE DEPUIS HUIT JOURS,

Traitement homœopathique pendant 36 jours.

—

L. âgé de 19 ans, boulanger, a eu des bubons, et des chancres au prépuce, il y a un an; il fut soigné par un médecin. A une uréthrite depuis huit jours.

Symptômes, sycose cachée. Érections douloureuses, écoulement abondant, n'a fait aucun traitement.

25 avril.—Prescrip. : régime homœopathique, mer. sol. $\frac{6}{12}$ dans quatre cuillerées d'eau, une par jour.

4 mai. — Moins de douleurs, écoulement diminué. : 0.

6 mai. — Même état. Prescrip. : cannab. $\frac{5}{4}$ dans six cuillerées d'eau, deux par jour.

11 mai. — Écoulement, même état.: 0.

16 mai. — Même état, peu de douleurs: cannab. $\frac{4}{10}$ dans six cuillerées d'eau, deux par jour.

23 mai. — Écoulement moindre: 0.

25 mai. — Même état: mer. sol. $\frac{4}{12}$ dans quatre cuillerées d'eau, une par jour.

31 mai.—Moins d'écoulement. Prescrip. : 0. Le malade n'est pas revenu.

Appréciation.—Quarante-quatre jours de traitement!... Sans obtenir de guérison. Remarquons en passant, cette profonde sagacité de la médecine homœopathique; elle aperçoit une maladie que rien ne révèle, et elle inscrit en tête de ses symptômes: *Sycose cachée*, alors que le malade assure n'avoir jamais rien eu de semblable! Ici, il faut bien le reconnaître, l'Allopathie n'a jamais eu la prétention de voir quelque chose, là où il n'y avait rien; mais, que voulez-vous, la science fait tous les jours des progrès.

OBSERVATION

N° 4.

VÉGÉTATIONS A L'ANUS,

Traitement homœopathique pendant 44 jours.

B., âgé de 28 ans, a eu des chancres qui ont détruit une partie de la muqueuse buccale; a été soumis à un traitement mercuriel qui a duré dix-huit mois; n'a fait aucun traitement depuis quatre mois. — État présent: *engorgement mercuriel et syphilitique* des glandes sous-maxillaires, végétation à l'anus du volume d'une forte épingle, (*sycosis*), depuis un mois, douleurs en allant à la garde-robe.

25 avril. — Prescrip. : régime, nux. vom. $\frac{5}{10}$ dans trois cuillerées d'eau, une par jour.

2 mai. — Même état. Prescrip. : nux. vom. $\frac{5}{10}$ dans trois cuillerées d'eau, une par jour.

6 mai. — Même état. Prescrip. : argill. $\frac{5}{10}$ dans six cuillerées d'eau, deux par jour.

11 mai. — Même état, les douleurs en allant à la garde-robe, sont toujours les mêmes. Prescrip. : mer. viv. $\frac{5}{10}$ dans six cuillerées d'eau, deux par jour.

16 mai. — Aucun changement. Prescrip. : thuya $\frac{5}{10}$ dans six cuillerées d'eau, deux par jour.

23 mai. — Un peu moins de douleurs; touché la végétation avec la teint. (homœopathique) de thuya. Prescrip : 0.

27 mai. — Même aspect, touché la végét. avec la teint. de thuya. Prescrip : thuya $\frac{4}{10}$ dans six cuillerées d'eau.

1er juin. — Mêmes symptômes. Prescrip. : acid. nit. $\frac{5}{10}$ dans six cuillerées d'eau, deux par jour.

6 juin. — Même état. Prescrip. : 0.

8 juin. — L'état du malade est comme le premier jour. On cesse le traitement.

Appréciation. — Quarante-quatre jours de traitement, sans guérison. Cependant l'Homœopathie était aux prises avec un ennemi qui lui était bien connu, la *sycose source de ces maladies miasmatiques chroniques qui accablent l'homme de souffrances toujours croissantes jusqu'au terme de l'existence*, d'après l*Organon* d'Hahnemann; nous sommes encore obligés de constater un in-succès complet. L'Allopathie, cette vieille médecine, qui se plaît à se traîner dans l'ornière, eût guéri ce malade en *cinq* ou *six jours*, avec des moyens bien simples : une paire de ciseaux, et un crayon d'azotate d'argent (ce qu'elle a du reste fait pour ce malade). Mais que voulez-vous, elle n'a pas de merveilles à étaler avec complaisance aux yeux du vulgaire; elle n'a pas pour lui, de moyens inconnus, ni un langage qu'il ne comprend pas !....

OBSERVATION

N° 5.

URÉTHRITE,

Traitement homœopathique pendant 26 jours.

—

C., âgé de 24 ans, ferblantier, bonne constitution, a été soigné par un médecin allemand pendant *seize mois*, pour une uréthrite, au moyen d'injections astringentes et sudorifiques à l'intérieur. État présent du malade; point de douleurs, écoulement assez abondant.

18 avril. — Régime. Prescrip : mer. sol. $\frac{5}{12}$ dans neuf cuillerées d'eau, trois par jour.

22 avril. — Écoulement, même état : mer. sol. $\frac{3}{12}$, prendre à sec.

27 avril. — L'écoulement est moindre. Prescrip : 0, à prendre en trois fois.

29 avril. — *Guérison, à part un léger écoulement* qui ne tache pas le linge : *par précaution*, mer. sol. $\frac{3}{12}$ dans six cuillerées d'eau, deux par jour.

2 mai. — Érections doul., écoulement plus abondant.

Prescrip. : perosel. $\frac{5}{10}$ dans six cuillerées d'eau, deux par jour.

4 mai. — Les douleurs sont moins vives, l'écoulement est le même. Prescrip. : 0.

6 mai. — Même état : peros, $\frac{5}{10}$ dans six cuillerées d'eau, deux par jour.

10 mai. — Point de changement. Prescrip. : peros. $\frac{5}{10}$ dans six cuillerées d'eau, deux par jour.

14 mai. — Cet homme nous annonce qu'il est obligé de partir pour un voyage; on cesse tout traitement. L'état était comme le 10 mai.

Appréciation. — Ici, qu'eût fait la médecine allopathique? Elle eût fait cesser toute espèce d'injections, et aurait attribué les symptômes existants à la mauvaise médication imposée au malade; elle se serait assurée si dans le canal de l'urèthre il n'y avait pas quelque lésion organique, qui fût la cause d'un écoulement si tenace; car alors elle eût appliqué ce précepte dans toute sa rigueur : *Sublatâ causâ tollitur effectus.* Aussi pensons-nous, que si les circonstances eussent permis de conserver le malade plus longtemps, l'Homœopathie eût échoué entièrement.

OBSERVATION

N° 6.

URÉTHRITE. — PARAPHYMOSIS,

Traitement homœopathique pendant 22 jours.

—

B., âgé de 19 ans, tempérament bilieux, n'a jamais eu de maladies vénériennes. *Première infection.* Il a une uréthrite depuis quinze jours et un paraphymosis depuis quatre jours.

Symptômes de l'urèthrite. Peu de douleurs, écoulement peu abondant.

Symptômes du paraphymosis. Gonflement considérable; la partie inférieure de l'étranglement offre une ulcération.

19 mai. — Régime. Prescrip. : mer. sol. $\frac{4}{12}$ dans six cuillerées d'eau, deux par jour.

25 mai. — Même état. Prescrip. : mer. sol. $\frac{4}{12}$ dans six cuillerées d'eau, deux par jour.

1er juin. — Diminution du gonflement, écoulement de l'urèthre plus abondant. Prescrip. : cannab. $\frac{4}{10}$ dans six cuillerées d'eau, deux par jour.

6 juin. — Diminution du gonflement, il se forme des adhérences avec les tissus voisins, écoulement moindre. Prescrip. : cannab. $\frac{4}{12}$ dans six cuillerées d'eau, deux par jour.

10 juin. — Le paraphymosis est diminué de beaucoup; mais les brides qui le retiennent derrière le gland, sont toujours les mêmes, ainsi que l'écoulement.

Appréciation. — La maladie abandonnée à elle-même eût-elle suivi une autre marche? L'inflammation qui avait amené le paraphymosis n'eût-elle pas aussi cessé dans l'espace de vingt-deux jours qu'a duré le traitement homœopathique? Qu'eût fait la médecine ordinaire? Elle aurait commencé par réduire le paraphymosis; quatre ou cinq jours ensuite eussent suffi pour faire disparaître cet accident; tandis que par suite de l'étranglement éprouvé par l'organe malade, il s'est formé un ulcère qui sera difficile à guérir; le malade a été exposé à des accidents graves, et il est dans la même position que le premier jour. Tant est puissante la force médicatrice des moyens homœopathiques !....

OBSERVATION

N° 7.

Traitement homœopathique pendant 44 jours.

—

P., âgé de 32 ans, bonne constitution, tempérament sanguin, a eu trois uréthrites, et deux chancres, il y a douze ans ; il fut soumis à un traitement mercuriel ; a une uréthrite depuis quinze jours.

Symptômes. — Douleurs vives, écoulement assez abondant.

18 avril. — Prescrip.: Régime homœopathique ; mer. sol. $\frac{3}{12}$ à prendre à sec, les 18, 19 et 20.

20 avril. — Même état, le malade dit que depuis deux heures il souffre un peu moins. Prescrip.: 0.

22 avril. — Même état, érections douloureuses, urines en tire-bouchon. Prescrip.: acid. nit. $\frac{5}{10}$ dans six cuillerées d'eau, deux par jour.

27 avril. — Amélioration, peu d'écoulement, plus d'inflammation. Prescrip. : nux. vom. $\frac{3}{10}$ dans trois cuillerées d'eau, une chaque soir.

1er mai. — *Guérison*, comme il y a encore de la chaleur : carb. anim. $\frac{3}{4}$.

11 mai. — Pas de changement sensible, il y a un principe scorbutique, les gencives sont douloureuses et saignantes : carb. veg. $\frac{3}{10}$ dans six cuillerées d'eau, deux

par jour, laver la bouche avec un linge et de l'eau tiède.

16 mai. — Goutte militaire, gençives plutôt mieux, alopécie. Prescrip.: staph. $\frac{4}{10}$ dans huit cuillerées d'eau, deux par jour.

23 mai. — Mieux quant au scorbut, goutte militaire, syphilides au front. Prescrip.: aurum $\frac{4}{10}$ dans six cuillerées d'eau, deux par jour.

30 mai. — Goutte militaire, du reste même état. *Il a peut-être été trop vite guéri?* Prescrip.: 0 dans six cuillerées d'eau, deux par jour.

6 juin. — Gencives même état, goutte militaire, les glandes sous-maxillaires sont prises. Prescrip. : carb. veget. $\frac{3}{4}$ dans quatre cuillerées d'eau, deux par jour.

10 juin. — Même état. Prescrip.: carb. veget. $\frac{5}{10}$ dans six cuillerées d'eau, deux par jour.

14 juin. — Il n'y a aucun changement.

Nous ne chercherons point à examiner la valeur du traitement dans cette observation: la diversité des moyens employés, leur nullité, en disent plus que nous ne pourrions le faire; nous nous contenterons de faire observer que l'Allopathie, dans le même espace de temps, eût guéri son malade.

OBSERVATION

N° 8.

URÉTHRITE BALANITE ET BUBON,

Traitement homœopathique pendant 43 jours.

—

C., âgé de 23 ans, perruquier, temp. bilieux, point d'antécédents, n'a mis que des cataplasmes de farine de lin sur son bubon, balanite, léger écoulement par le méat urinaire, malade depuis deux mois; l'inflammation des glandes de l'aine droite est avancée, la fluctuation est très manifeste, il y a encore de la dureté au pourtour de la tumeur, qui est de la *grosseur de la moitié d'une aubergine*, les fonctions digestives sont en bon état, la marche est pénible.

18 avril. — Prescrip. : régime homœopathique, puls., $\frac{5}{13}$ dans huit cuillerées d'eau, en prendre deux par jour.

20 avril. — Bubon ouvert spontanément, pus de bonne nature. Prescrip. : sacch., album., *revenir samedi*, ne rien mettre sur le bubon qu'un linge sec.

22 avril. — La petite ouverture du bubon s'est oblitérée, le volume est toujours le même, l'écoulement de la balanite est plus abondant. Prescrip. : carb. an. $\frac{5}{10}$ par cuillerée d'eau, une chaque matin.

27 avril. — Le pus sort spontanément, balanite, même état. Prescrip.: sacch. album t., à prendre le 27 et le 28 dans trois cuillerées d'eau.

29 avril. — Balanite mieux, le pus sort par plusieurs ouvertures du bubon, plus de douleurs. Prescrip., carb. anim. $\frac{5}{10}$ dans six cuillerées d'eau, une par jour.

6 mai. — Tendance à la guérison, moins de suppuration. Prescrip.: carb. anim. $\frac{4}{30}$ dans six cuillerées d'eau.

11 mai. — Progrès vers la guérison. Prescrip. : puls- $\frac{4}{30}$ dans six cuillerées d'eau.

16 mai.—En train de guérison, balanite, peu de changement. Prescrip., mer. sol. $\frac{4}{12}$ dans six cuillerées d'eau.

23 mai. — Mieux, les ouvertures qui donnent passage au pus du bubon sont toujours dans le même état. Il s'écoule un peu de sérosité. Prescrip. : mer. viv. $\frac{4}{12}$ dans six cuillerées d'eau.

6 juin. — Les ouvertures du bubon sont toujours dans le même état, la balanite va mieux. Prescrip.: nit. acid. $\frac{4}{10}$ dans six cuillerées d'eau, deux par jour.

13 juin. — Même état,... cessation de traitement.

OBSERVATION

N° 9.

Traitement homœopathique pendant 43 jours.

—

P., âgé de 32 ans, garçon de peine, tempér. nervoso-sanguin, a eu 4 uréthrites; il prétend n'en avoir jamais été bien guéri; nouvelle infection depuis quinze jours, douleurs assez vives, écoulement abondant.

18 avril. — Prescrip.: régime homéop., mer. sol. $\frac{3}{12}$, à prendre en trois jours.

20 avril. — Même état, depuis deux heures, le malade dit qu'il lui semble que les douleurs sont moins fortes. Prescrip.: sacch, album pour demain matin.

22 avril. — Les douleurs sont les mêmes, ainsi que l'écoulement, érections douloureuses. Prescrip.: acid. nit. $\frac{5}{12}$ dans deux cuillerées d'eau.

27 avril. — Les douleurs sont moindres, l'écoulement a diminué, l'inflammation semble tombée. Prescrip.: nux. vom. $\frac{3}{12}$ dans trois cuillerées d'eau.

7 mai. — *Guérison*. Comme il reste de la chaleur, on donne carb. anim. $\frac{5}{12}$.

11 mai. — Pas de changement sensible, il y a toujours un écoulement, mais sans douleurs. On entrevoit un principe *scorbutique*, les gencives sont légèrement gonflées,

les dents en très mauvais état. Prescrip. : carb. veget. $\frac{5}{10}$ dans six cuillerées d'eau, laver la bouche avec un linge trempé dans l'eau tiède.

16 mai. — L'écoulement a cessé (c'est-à-dire il n'y a plus qu'une goutte militaire), les gencives sont mieux, le malade se plaint que ses cheveux tombent depuis quelque temps. Prescrip. : staph. $\frac{4}{12}$ dans huit cuillerées d'eau, deux par jour.

23 mai. — Les gencives vont mieux, la goutte militaire est dans le même état. Prescrip. : aurum $\frac{4}{10}$ dans six cuillerées d'eau, deux par jour. *Syphilides au front ou abus de mercure.*

30 mai. — Goutte militaire dans le même état. *Il a peut-être été guéri trop tôt.* Prescrip.: 0. dans six cuillerées d'eau, deux par jour.

6 juin. — Les gencives sont dans le même état les glandes sous-maxillaires sont légèrement engorgées, (*le malade croit avoir eu froid.*) Prescrip. : carb. veget. $\frac{3}{10}$ dans quatre cuillerées d'eau.

10 juin. — Même état, goutte militaire. Prescrip.: staph. $\frac{4}{10}$ dans six cuillerées d'eau.

13 juin. — Même état. Cessation du traitement.

Cette observation se recommande à nos yeux par l'absence complète de toute espèce d'idée médicale!... et par cela même nous dispense d'apprécier la valeur du traitement.

Nous eussions désiré dans les observations dont nous venons de rapporter l'histoire, pouvoir consigner un seul fait de guérison ; mais cela nous a été impossible puisque des vingt-cinq malades soumis au traitement homœopathique, pas un seul n'a guéri. Nous savons bien que nous ne pouvons pas tirer de ces faits un argument absolu contre la médecine, *des infiniment petits*; mais pour nous il n'en reste pas moins démontré :

1° Que la nature seule (1), et quelques soins hygiéniques eussent fait au moins autant ;

2° Qu'en accordant à la médecine d'Hahnemann quelque puissance médicatrice, il n'en reste pas moins prouvé par des faits *irrécusables*, qu'elle ne peut être comparée à l'Allopathie, puisque celle-ci guérit dans un espace de temps trois fois moindre, et par cela même empêche souvent la production de lésions organiques, qui résistent bientôt à toutes les ressources de l'art.

Si d'un côté, en faisant le procès à l'Homœopathie, nous avons donné les pièces à l'appui des faits que nous avancions, nous pensons qu'il est juste de fournir les pièces justificatives de l'Allopathie. C'est dans ce but que nous rapporterons les observations suivantes.

Nous nous sommes attachés à recueillir les observations de malades, dont l'époque du traitement, et la nature des affections avaient coïncidé avec ceux des malades soumis à la médecine que nous combattons (2).

---

(1) Astruc dit positivement que les gonorrhées peuvent guérir d'elles-mêmes. Boyer est du même avis.

Frascator, dans son poème, dit que les accidents rebelles au traitement, guérissent seuls.

Fallope, et Van-Swiéten rapportent des faits qui viennent confirmer cette dernière opinion.

Peyrilhe dit que les seules forces de la nature opèrent l'exclusion entière du virus.

(2) Qu'on ne croie pas ces observations choisies à dessein pour montrer le peu de temps qu'ont duré ces affections, et que pour cela même on serait porté à regarder comme des exceptions. Car sur 465 malades, (division des hommes) qui sont entrés au Dispensaire, du 1er janvier au 31 juin, 253 étaient atteints d'uréthrites; la moyenne de leur durée peut être estimée à *dix-sept jours*.

OBSERVATION

N° 1.

M., âgé de 24 ans. Tempér. sanguin, première infect. vénér., uréthrite depuis un mois, peu d'écoulement, douleurs peu vives.

18 avril. — Prescrip. : inj. nit. d'argent, p. copahu.

22 avril. — Peu d'écoulement, douleurs légères seulement en urinant. Prescrip. : inj. nit., p. copahu, inj. vineuses.

26 avril. — Plus d'écoulement depuis hier. Prescrip.: inj. vineuses.

30 avril.—L'écoulement n'a pas reparu : inj. vineuses, encore pendant deux jours. Le malade sort.

OBSERVATION

N° 2.

B., âgé de 18 ans, tempér. sanguin, première infect., uréthrite depuis quinze jours.

Symptômes. — Douleurs vives, écoulement abondant.

18 avril. — Prescrip. : éviter les liqueurs fortes et les viandes salées, boire de l'eau dans la journée; inj. nit. d'argent, p. copahu à prendre par cuillerées.

22 avril. — Écoulement presque nul, p. copahu, inj. vineuses.

27 avril. — Même état, inj. nit. d'argent, poiv. de cubèbe, inj. vineuses.

2 mai. — Plus d'écoulement, poiv. cubèbe, inj vineuses.

9 mai. — Suintement, légères douleurs en urinant. Prescrip : poiv. cubèbe, inj. vineuses.

13 mai. — Plus d'écoulement; on continue les inj. vin.

17 mai. — Rien n'a reparu, le malade sort.

OBSERVATION

N° 3.

B., âgé de 17 ans, tempér. lymph. sanguin. Première infection, uréthrite depuis quatre jours, douleurs peu vives, écoulement peu abondant.

22 avril. — Prescrip.: inj. nit. d'argent, p. copahu, inj. vineuses.

25 avril. — Peu d'écoulement, peu de douleurs. Prescrip.: inj. nit. d'argent, p. copahu, inj. vineuses.

29 avril. — Plus d'écoulement. Inj. vin. poiv. cubèbe. Le malade sort.

OBSERVATION

N° 4.

S., âgé de 24 ans, tempér. sanguin, première infection, uréthrite depuis trois jours, douleurs vives, écoulement abondant.

20 avril. — Prescrip. : inj. nit. d'argent, p. copahu.

25 avril. — Plus de douleurs, peu d'écoulement. Prescrip. : inj. nit. d'argent, p. copahu, inj. vineuses.

27 avril.—Plus d'écoulement, poiv. cub., inj. vineuses.

2 mai. — Éruption cutanée, suite de l'usage du copahu. Le malade n'a rien fait depuis trois jours ; il y a suintement. Nous conseillons des inj. vineuses pour tout traitement.

6 mai. — L'éruption cutanée a cessé, l'écoulement est le même. Prescrip. : poiv. cubèbe et alun, inj. vineuses.

11 mai. — Plus d'écoulement. Prescrip: *ut suprà*.

17 mai. — Plus rien, le malade sort.

OBSERVATION

N° 5.

L., âgé de 23 ans, tempér. sanguin. Chancre à la base du gland, et végétations à l'anus depuis dix mois. Cet homme est d'abord entré à l'hôpital de l'Antiquaille, où il n'a pu rester que quatre jours, faute d'argent.

20 avril. — Enlevé les végétations avec des ciseaux, et cautérisé ensuite avec nit. d'argent. Prescrip. : tisane sudorifique. Liq. de Van-Swiéten. *Régime végétal*.—Tenir les parties malades très-propres.

29 avril. —Mieux. Prescrip.: tisane sud. liq. Van-Sw.

6 mai. — Enlevé une petite végétation qui restait. Le chancre va beaucoup mieux. Même prescrip.

11 mai. — Plus de traces de végétations, le chancre se cicatrise. Lotions avec le vin., tis. sud., liq. Van-Swiéten.

15 mai.—La guérison fait de rapides progrès. : tis. sud. liq. Van-Swiéten.

20 mai. — Cicatrisation complète du chancre. Purgatif avec 30 grammes de sulfate de soude. Le malade sort.

OBSERVATION

N° 6.

R., âgé de 19 ans, tempér. sanguin, première infection, bubon et chancre à la base du gland, depuis un mois.

25 avril. — *Symptômes*. La tumeur de l'aine est dure, la peau rouge; il semble qu'il y a un point où la fluctuation se fait sentir, douleur assez vive. Prescrip. : tisane

sud. liq. de Van-Swiéten, cat. de farine de lin sur la tumeur. *Régime végétal.*

2 mai. — Ramollissement complet de la tumeur, fluctuation évidente. Prescrip: séton à travers la tumeur. Même tisane et liqueur de Van-Swiéten.

6 mai. — Suppuration peu abondante, le volume du bubon est entièrement disparu. J'enlève le séton et fais mettre des compresses imbibées de vin. Je cautérise le chancre. Du reste, mêmes moyens.

9 mai. — Tout va bien, prescrip.: *ut suprà.*

17 mai. — Les ouvertures du séton sont presques cica trisées. Le chancre marche vers la guérison : même moyens.

20 mai. — Plus de traces du bubon, le chancre est en partie cicatrisé : même tisane.

27 mai. — Plus rien. Prescrip. : 30 grammes de sulfate de soude. Le malade sort.

OBSERVATION

N° 7.

L., âgé de 21 ans, tempér. sanguin, a eu une uréthrite il y a deux ans, il a été parfait ment guéri ; uréthrite depuis trois semaines, paraphymosis depuis trois jours.

Symptômes. — Douleurs assez vives en urinant, et pendant les érections écoulement assez abondant. Le prépuce ramené derrière le gland, offre un étranglement assez considérable. Les portions tuméfiées sont d'une couleur violacée. Des excoriations se forment à la partie inférieure.

16 mai. — Réduction du paraphymosis par le taxis

prolongé, et des ablutions d'eau froide. Prescrip. : p. copahu, à prendre par cuillerées.

20 mai. — Le paraphymosis a entièrement disparu, écoulement, même état. Prescrip. : inj. nit. d'argent. p. copahu, inj. vineuses.

25 mai. — Plus d'écoulement, suintement : Poiv. de cubèbe et alun, inj. vineuses.

30 mai. — L'écoulement n'est pas revenu, on continue les inj. pendant quelques jours. Le malade sort.

Nous nous abstiendrons de joindre aucune réflexion aux observations qu'on vient de lire ; les faits parlent assez d'eux-mêmes, pour faire comprendre que les promesses de l'homœopathie ne sont autre chose que des *rêves*, et nous forcent encore à nous poser cette éternelle question : Comment des hommes de sens peuvent-ils s'arrêter à cela ?...

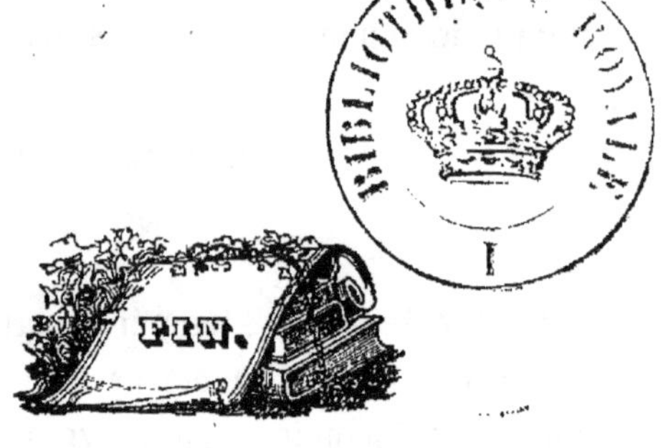

Lyon, Imprimerie de POMMET, rue de l'Archevêché, 3.

www.ingramcontent.com/pod-product-compliance
Lightning Source LLC
LaVergne TN
LVHW050504160826
845677LV00003B/939

* 9 7 8 2 3 2 9 6 5 0 7 3 9 *